AF457669

DÉFINITION DES TERMES

LES PLUS EMPLOYÉS

EN

PHYSIO-PATHOLOGIE CARDIAQUE

PAR

Le Docteur CHAUVET

Ancien Interne des Hôpitaux de Lyon,
Ancien Chef de Clinique de la Faculté de Lyon

Médecin consultant à Royat

GRANDE LIBRAIRIE MÉDICALE

A. MALOINE

LYON — ue de la Charité, 6

PARIS — 25, rue de l'École de Médecine

1913

DÉFINITION DES TERMES

LES PLUS EMPLOYÉS

EN

PHYSIO-PATHOLOGIE CARDIAQUE

PAR

Le Docteur CHAUVET

Ancien Interne des Hôpitaux de Lyon,
Ancien Chef de Clinique de la Faculté de Lyon

Médecin consultant à Royat

GRANDE LIBRAIRIE MÉDICALE

A. MALOINE

LYON — 6, rue de la Charité, 6

PARIS — 25, rue de l'École de Médecine

1913

Les récents travaux sur la physio-pathologie du cœur ont introduit dans la terminologie médicale une série d'expressions qu'il est indispensable de connaître avec leur signification précise. D'autre part, l'habitude que l'on a prise de désigner certaines particularités anatomiques, certains symptômes ou syndromes par le nom de l'auteur qui, le premier, les a décrits, peut ajouter une certaine confusion dans l'esprit du lecteur.

C'est pourquoi, sans avoir la prétention d'avoir fait œuvre de valeur, j'ai cru pouvoir être utile aux étudiants, peut-être même à quelques praticiens, en réunissant par ordre alphabétique les termes à définir et les noms d'auteurs.

Certains auteurs anglais, comme Mackensie, Lewis, ne croient pas inutile d'ajouter au début ou à la fin de leurs traités des maladies du cœur une définition des termes nouveaux employés.

Abrams (Réflexe d'). — Si l'on excite la région précordiale par un tapotage léger fait avec le bord cubital de la main, on détermine presque instantanément par action réflexe une réduction des matités relative et absolue du cœur qui est d'un quart environ pour chacune de ces matités.

Adams-Stokes (Maladie de). — Pouls lent permanent.

Allorythmies. — Arythmies ordonnées dans lesquelles, bien que le rythme ne soit pas régulier, les battements irréguliers arrivent pourtant avec une certaine régularité.

Anacrotisme. — Accident qui s'inscrit sur la ligne ascendante de la pulsation artérielle (tracé sphygmographique) et qui fait partie de la phase systolique de cette pulsation.

Angle cardio-hépatique. — Angle que forment la matité cardiaque et la matité hépatique.

Apexienne (Zone) (Potain). — Portion de la région précordiale située au niveau de la pointe du cœur. Se divise en région apexienne proprement dite au niveau de la pointe du cœur, région sus-apexienne située immédiatement au-dessus de la précédente, région parapexienne située immédiatement en dehors, région endapexienne située immédiatement en dedans.

Arantius (Nodules d'). — Nodules situés à la partie moyenne du bord libre des valvules semi-lunaires (aorte, artère pulmonaire).

Arythmie perpétuelle. — Irrégularité complète et permanente des mouvements du cœur, telle, qu'à aucun moment on ne voit se succéder deux périodes semblables.

Arythmies sinusales. — Ces arythmies ont leur origine dans le nœud sino-auriculaire. Elles sont de deux sortes : 1° Irrégularités respiratoires que l'on observe chez les jeunes sujets : le pouls est plus rapide pendant l'inspiration et se ralentit pendant l'expiration ; 2° Irrégularités sans rapport avec la respiration :

a) Cessation subite et prolongée du battement complet du cœur ;

b) Variations par phases du chiffre du pouls (ralentissement, puis, consécutivement, accélération) ; les phases peuvent durer dix à quinze secondes ou plus et survenir de temps en temps ;

c) Irrégularités de tout le cœur, dans lesquelles les pauses courtes et longues sont mélangées sans ordre.

Ces irrégularités sinusales disparaissent par toute intervention accélérant le pouls (exercice, fièvre, atropine, etc.). Peu d'importance pronostique.

Asystolie. — Affaiblissement de la contraction du myocarde, ou plutôt insuffisance de cette contraction relativement au travail à accomplir. Dernier degré de l'insuffisance cardiaque.

Atrial-Atrio. — Auriculaire-auriculo.

Auenbrugger (Signe d'). — Voussure précordiale caractéristique des épanchements péricardiques moyens

Basedow (Maladie de). — Goitre exophtalmique

Bathmotrope (Propriété). — Excitabilité de la fibre cardiaque.

— (Trouble). — Portant sur l'excitabilité de la fibre cardiaque.

Bigéminé (Pouls). — Le pouls est dit bigéminé quand,

après une pulsation normale, le doigt ne perçoit qu'une vague ondulation ou même rien du tout. La pulsation suivante normale arrive au moment précis où elle se serait produite s'il n'y avait pas eu cette interruption.

Bigéminé (Rythme cardiaque). — Groupement de pulsations cardiaques constitué par une systole normale, suivie d'une extrasystole et d'une pause compensatrice.

Blocage ou **Block du cœur** (Heartblock-Herzblock). — Trouble du mécanisme cardiaque dans lequel il y a retard ou absence de transmission des impulsions de l'oreillette au ventricule. Cette transmission se fait par le faisceau de His. Si ce faisceau est légèrement lésé (blocage incomplet), il y a prolongation de l'intersystole, allongement de l'intervalle *a-c* du pouls veineux. Si la lésion est plus marquée, l'allongement s'accentue et une systole ventriculaire vient à manquer. Si la lésion progresse encore, les systoles ventriculaires manquent plus souvent. Enfin, si le blocage est complet, le ventricule se contracte suivant son propre rythme (rythme ventriculaire), les oreillettes continuant à battre plus rapidement (l'oreillette bat à 72 et le ventricule à 30, tous deux régulièrement).

Dans le blocage incomplet, on exprime le rapport du nombre des battements de l'une et de l'autre cavité de la façon suivante :

2 : 1 — 3 : 1 — 4 : 1, etc.

1 contraction du ventricule pour 2 de l'oreillette,
1 contraction du ventricule pour 3 de l'oreillette,
1 contraction du ventricule pour 4 de l'oreillette,
etc.

Blocage du cœur inversé. — Etat dans lequel il y a

augmentation de la difficulté du passage des excitations du ventricule à l'oreillette.

Botal (Trou de). — Orifice faisant, chez le fœtus, communiquer les deux oreillettes.

Bouillaud (Maladie de). — Endocardite rhumatismale.

Bouveret (Maladie de). — Tachycardie paroxystique.

Bradycardie. — Ralentissement des battements du cœur au-dessous de 60 à la minute.

Broadbent (Signe de). — Présence d'une dépression systolique se manifestant à la région postérieure gauche du thorax, au niveau des insertions postérieures du diaphragme. Se voit dans la symphyse cardiaque.

Bruit accessoire. — Renforcement de l'un ou de l'autre des bruits, produit par des phénomènes se passant au même moment, mais ordinairement aphones.

Bruit de caille. — Correspond à quatre bruits successifs accouplés. S'entend dans le rythme trigéminé du cœur (une systole normale suivie de deux extra-systoles).

Bruit de carillon (Friedreich). — Variante du bruit de moulin; les bruits du cœur ou les frottements péricardiques, s'ils existent, prennent une consonance métallique.

Bruit extracardiaque. — Frottement péricardique. Souffles cardio-pulmonaires (ne se passant pas dans le cœur).

Bruit de galop (Potain). — Adjonction aux bruits du cœur d'un bruit précédant la systole. Ce bruit surajouté peut être présystolique, mésodiastolique ou protodiastolique. Ce bruit de galop peut s'entendre à gauche ou à droite (galop droit, Potain).

Bruit de galop systolique du cœur gauche. Le bruit surajouté se place immédiatement après le premier bruit ou au milieu de la systole (mésosystolique).

Bruit de guimbarde. — Souffle rude à tonalité élevée produit par le courant sanguin qui se brise sur un obstacle situé dans le cœur.

Bruit de moulin (Bricheteau). — Bruit hydro-aérique synchrone aux battements du cœur ou continu avec renforcement systolique pouvant se passer, soit dans le péricarde, soit en dehors de lui, quand un épanchement d'air et de liquide se trouve en contact avec le cœur.

Bruit de rappel (Bouillaud). — Dédoublement du deuxième bruit.

Bruit de trot (Huchard). — Bruit de galop mésosystolique à gauche.

Canal artériel. — Canal faisant chez le fœtus communiquer l'artère pulmonaire avec l'aorte.

Cardarelli (Signe de). — Voyez *Oliver*.

Cardiogramme. — Tracé recueilli chez l'homme à la pointe du cœur. La ligne d'ascension débute un dixième de seconde avant la ligne d'ascension du tracé carotidien.

Cardiographe. — Appareil destiné à enregistrer les mouvements de la pointe du cœur.

Cheyne-Stokes (Respiration). — Modification du rythme respiratoire due à l'alternance d'une période d'apnée progressive et d'une période de polypnée séparées par une pause respiratoire de 30 à 60 secondes. Dans la période de polypnée les mouvements reviennent en augmentant de fréquence, d'ampleur et d'intensité.

Choc en dôme (Bard). — En palpant le cœur dans l'insuffisance aortique, au lieu d'avoir la sensation d'une pointe mousse ou d'un contact limité, le choc s'arrondit, s'étale, prend contact sur une plus grande surface, tout en restant très limité. La sensation est celle d'une boule ou d'un globe qui durcit sous la main.

Chronotrope (Propriété). — Rythmicité de la fibre cardiaque.

— (Trouble). — Portant sur la rythmicité.

Complex électrique auriculaire ou ventriculaire (Electrocardiographie). — La somme totale des variations électriques ou des phases donnée par une contraction isolée et complète des tissus auriculaires ou ventriculaires (Lewis).

Un complex électrique est anormal quand il diffère d'une manière marquée du type normal *pour le même cœur avec la même dérivation.*

Corrigan (Maladie de). — Insuffisance aortique d'origine endocardique.

— (Pouls de).— Pouls ample, bondissant, dépressible et régulier de l'insuffisance aortique.

Corvisart (Facies de). — Aspect spécial des malades en asystolie.

— (Maladie de). — Hypertrophie cardiaque essentielle.

Couplé. — Voyez *Bigéminé.*

Dédoublement. — Dyssynchronisme des bruits similaires des deux cœurs. Ne pas confondre avec redoublement.

Dérivation. — Action de recueillir à la surface du corps les courants engendrés par le travail du cœur (courants d'action). La dérivation la plus habituelle consiste à placer la main droite et le pied gauche chacun dans un vase rempli d'eau salée où baigne une électrode reliée au galvanomètre. Einthoven emploie trois dérivations :

Bras droit et bras gauche;
Bras droit et jambe gauche;
Bras gauche et jambe gauche.

Diastasis. — La diastole se diviserait en deux parties : la première, diastole proprement dite, pendant laquelle les ventricules se rempliraient, et une seconde, diastasis pendant laquelle le sang arriverait en très petite quantité ou pas du tout (Hirschfelder).

Dicrotisme. — Accident marqué sur la ligne de descente d'un tracé sphygmographique. Marque le début de la phase diastolique.

Dissociation des bruits. — Dyssynchronisme des éléments des bruits d'un même cœur (droit ou gauche).

Dromotrope (Propriété). — Conductibilité de la fibre cardiaque.

— (Trouble). — Portant sur la conductibilité.

Dureté clôturale. — Exagération permanente de la vibration mitrale, associée à une dureté particulière terminant nettement, brusquement le frémissement cataire présystolique du rétrécissement mitral.

Durozier (Double souffle de). — Double souffle entendu dans l'insuffisance aortique, au niveau de l'artère fémorale comprimée par le stéthoscope.

— (Maladie de). — Rétrécissement mitral pur.

— (Rythme de). — Roulement, souffle présystolique et dédoublement du second bruit entendu dans le rétrécissement mitral. Traduit schématiquement par ffout-tata-rrou.

Electrocardiogramme. — Au moment de la contraction du cœur, il se produit entre les diverses régions de cet organe, surtout entre la base et la pointe, des variations de potentiel électrique. Ces variations donnent lieu à des courants qui se propagent dans le corps entier et sont recueillis aux extrémités supérieures ou inférieures. Ces courants viennent influencer un électromètre à corde imaginé par Einthoven. Les oscillations de cet électromètre sont inscrites photographiquement. On obtient ainsi une courbe qui porte le nom d'*électrocardiogramme*. Les électrodes, au moyen desquelles on recueille le courant, sont appliquées le

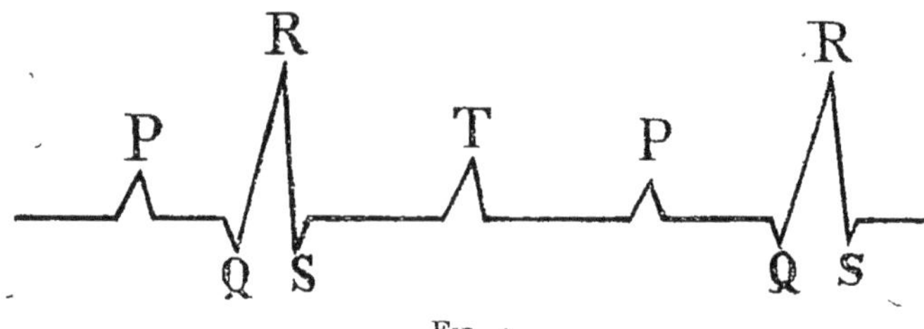

Fig. 1

plus souvent au bras droit et à la jambe gauche. On pourrait les placer inversement bras gauche et jambe droite ou bras droit et bras gauche. Chez les sujets normaux, l'électrocardiogramme est représenté schématiquement par la courbe ci-dessous. Les oscillations sont désignées par les lettres P, Q, R, S, T, (adoptées par la plupart des auteurs).

P est dû à la contraction simultanée des deux oreillettes.

Q, R, S, T, sont dus à la contraction simultanée des deux ventricules.

Dans l'intervalle P, R, l'excitation parcourt le faisceau auriculo-ventriculaire de His. Dans l'intervalle R, T, l'excitation occupe la masse moyenne du ventricule. Dans l'intervalle T, P, il y a pause du cœur.

Embryocardie dissociée (Grasset). — Type de rythme fœtal sans tachycardie.

Extrasystole (Systole anticipée). — L'extrasystole est une contraction prématurée, soit du cœur en totalité, soit seulement des ventricules ou des oreillettes, qui survient pendant la diastole ventriculaire avant que la période cardiaque précédente ait eu le temps d'arriver à son terme normal. Les excitations qui produisent l'extrasystole peuvent porter sur le ventricule, sur l'oreillette, soit sur le faisceau de His. On a par suite : *extrasystole* ventriculaire (les ventricules se contractent les premiers) ; *extrasystole auriculaire* (les oreillettes se contractent les premières comme dans la contraction normale) ; *extrasystole auriculo-ventriculaire* (l'excitation a lieu dans le faisceau de His, se propage en haut et en bas, et les oreillettes et les ventricules se contractent à peu près simultanément).

Faisceau auriculo-ventriculaire (faisceau de His). — Faisceau de fibres musculaires à caractères histologiques spéciaux (fibres plus grosses, striations moins nombreuses, gros noyaux pâles, souvent multiples). Il commence dans l'oreillette droite, au voisinage du sinus coronaire, où se trouve le nœud auriculo-ventriculaire, traverse le septum interauriculaire, puis le septum interauriculo-ventriculaire. Dans le septum ventriculaire, il se divise en deux branches qui forment des arborisations et s'anastomosent avec les fibres ventriculaires et papillaires par l'intermédiaire d'un réseau de fibres de Purkinje.

Fausse intermittence. — Voyez : *Intermittences.*

Fibrillation des oreillettes. — Etat du cœur dans

lequel la musculature de l'oreillette est dans un état d'activité constante, mais incoordonnée et inefficace, et dans lequel les excitations normales allant de l'oreillette au ventricule sont remplacées par des excitations rapides irrégulières (Lewis).

La fibrillation peut aussi s'observer dans les ventricules.

Flint (Roulement de). — S'entend au voisinage de la pointe, à la fin de la diastole, chez certains malades atteints d'insuffisance aortique.

Fosse ovale. — Vestiges du trou de Botal.

Frémissement cataire. — Perçu par la main appliquée à la région précordiale dans certains cas de lésion orificielle. Il donne la sensation qu'éprouve la main appliquée sur le dos d'un chat qui ronronne.

Friedreich (Phénomène de). — Collapsus général diastolique des veines du cou qui se dégorgent rapidement. Il s'observe dans la symphyse cardiaque.

Gaskell (Pont de). — Faisceau de His.

Graves (Maladie de). — Goitre exophtalmique.

Heart-block. — Voyez : *Blocage du cœur.*

Heim-Kreysig (Signe de). — Dépression systolique des espaces intercostaux. Se voit dans la symphyse cardiaque.

Heim-Sanders (Signe de). — Ondulation de la paroi thoracique dépassant les limites de la matité cardiaque et ayant son maximum d'intensité dans la région épigastrique. Se voit dans la symphyse cardiaque.

Hémisystolie. — Contraction d'une seule moitié du cœur (gauche ou droite).

Hétérogénétique. — Contraction cardiaque surajoutée, prenant naissance dans des régions anormales.

His (Faisceau de). — Faisceau auriculo-ventriculaire.

Hogdson (Maladie d'). — Insuffisance aortique d'origine artérielle.

Holosystolique (Souffle). — Souffle occupant toute la systole.

Homogénétique. — Contractions cardiaques prenant naissance dans les régions normales habituelles.

Huchard (Maladie de). — Hypertension artérielle due au spasme des vaso-constricteurs et qui serait la cause de l'artério-sclérose généralisée.

Hyperpiésis. — Pression systolique élevée et permanente, sans signes de maladies des reins ou des vaisseaux.

Hyposystolie. — Premier degré de l'insuffisance cardiaque.

Inotrope (Propriété). — Propriété de la fibre cardiaque de se contracter.

— (Trouble). — Portant sur la contractilité de la fibre cardiaque.

Intermittence cardiaque. — Se traduit par l'absence d'une pulsation à la radiale. Très souvent perçue par le malade. On distingue une *intermittence vraie*, dans laquelle la contraction du ventricule n'a pas lieu, ne se traduit par aucun signe, soit à la palpation, soit à l'auscultation du cœur, soit à l'examen des tracés. Très rare.

Le plus souvent il y a *fausse intermittence*, la contraction ventriculaire a lieu, mais très faible; le ventricule se contracte à vide. Les artères reçoivent une trop petite quantité de sang pour donner lieu au phénomène du pouls, mais l'auscultation du cœur, l'examen des tracés démontrent la réalité de la systole ventriculaire.

Intersystole. — Espace de temps compris entre la systole des oreillettes et la systole des ventricules. Intervalle *a-c* des tracés veineux, P-R des électrocardiogrammes.

Jaccoud (Signe de). — Mouvement de roulis de la région précordiale dans la symphyse cardiaque.

Kent (Faisceau de). — Faisceau de His.
Keith et Flack (Nœud de). — Nœud sino-auriculaire.

Lancisi (Signe de). — Perception à la palpation des battements du cœur très affaiblis sous forme de trémulation dans les myocardites graves.
Loi du tout ou rien (Bowditch). — Si une excitation du cœur passe d'un degré très faible à un degré très fort, il y a un point où elle devient suffisante pour amener une contraction. Au-dessus de ce point, et quelle que soit l'intensité de l'excitation, la contraction reste la même. Donc l'excitation produit tout (la contraction) ou rien.

Maladie bleue, ou Cyanose. — Due à des malformations congénitales diverses du cœur.
Matité en brioche. — Matité précordiale présentant l'encoche de Sibson et ayant vaguement la forme d'une brioche.
Matité paravertébrale droite (Signe de Teissier). — Zone de matité répondant à la projection en arrière de l'oreillette droite dilatée, même légèrement, et s'étendant du 6e au 9e espace intercostal droit, à trois travers de doigt de la colonne

vertébrale. Cette zone a une forme rectangulaire à sommet supérieur effilé.

Mésodiastolique. — Bruit se produisant au milieu de la diastole.

Mesosystolique. — Bruit se produisant au milieu de la systole.

Monneret (Pouls de). — Pouls mou, plein et lent des ictériques.

Murmure crescendo (des Anglais). — Souffle présystolique du rétrécissement mitral.

Musset (Signe de). — Secousses rythmées de la tête observées dans l'insuffisance aortique.

Nœud sino-auriculaire, ou sinusal. — Décrit par Keith et Flack, situé à l'embouchure de la veine cave supérieure. Point de départ des excitations cardiaques.

Nœud auriculo-ventriculaire, ou nœud de Tawara. — Nodule situé près de la valvule tricuspide, à la partie inférieure de la paroi auriculaire. Point de départ du faisceau de His.

Oertel (Cure de terrain d'). — Mode de traitement dans lequel les cardiaques sont soumis à des marches de durée réglée et progressivement croissante sur des terrains en pente plus ou moins prononcée.

Oertel (Régime d'). — Réduction des boissons.

Œsophagien (Tracé). — Tracé pris au moyen d'une ampoule introduite dans l'œsophage et maintenue à 36-37 centimètres de l'arcade dentaire. En ce point, l'œsophage est en contact avec l'oreillette gauche. Les contractions de cette dernière s'enregistrent ainsi directement.

Oliver (Signe d'). — Secousses laryngotrachéales observées dans l'anévrisme de l'aorte.

Parasternale (Ligne). — Ligne verticale passant à égale distance du bord gauche du sternum et de la ligne mamelonnaire.

Pause compensatrice. — S'observe après un couple formé d'une systole normale et d'une extrasystole, se prolonge jusqu'à la prochaine systole normale. Cette pause prolongée *compense* l'absence de pause entre la systole et l'extrasystole.

Période réfractaire ou Inexcitabilité périodique du myocarde (Marey). — Période (première moitié de la systole) pendant laquelle les excitations portées sur le cœur sont toujours sans effets.

Piaulement. — Souffle musical.

Potain (Syndrome de). — Ensemble de manifestations cardio-pulmonaires (dyspnée dilatation du ventricule droit avec renforcement du deuxième bruit à l'orifice pulmonaire (qu'on observe pendant le travail de la digestion chez les sujets atteints de gastrectasie).

Pouls alternant. — Allorythmie dans laquelle le pouls radial présente alternativement un battement fort et un battement plus faible.

Pouls déficient. — Absence complète du pouls dans l'intermittence vraie.

Pouls instable. — Accélération du pouls sous une influence très légère (émotion, mouvement).

Pouls lent arythmique (Tripier). — Pouls donnant au palper radial la sensation d'un pouls lent, mais dont le tracé sphygmographique présente sur la ligne de descente des petits soulèvements secondaires répondant à des extrasystoles.

Pouls paradoxal (Küssmaul). — Affaiblissement du

pouls pouvant aller jusqu'à la disparition plus ou moins complète pendant l'inspiration.

Pouls veineux. — On donne le nom de pouls veineux, non à tous les mouvements des veines, mais seulement à ceux qui, n'étant ni sous l'influence des battements artériels, ni sous celle des mouvements respiratoires, sont directement attribuables à la transmission des contractions du cœur (Gallavardin).

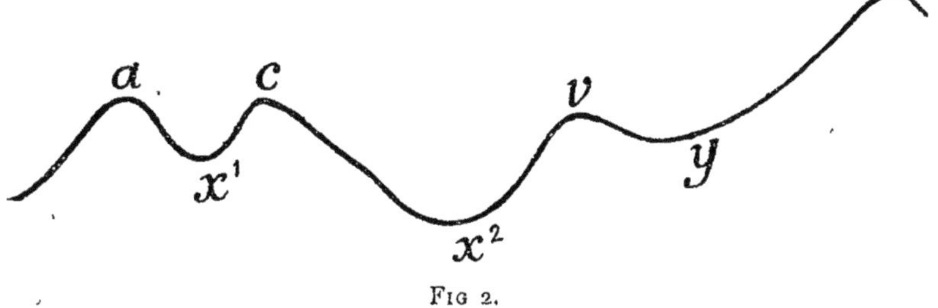

Fig 2.

a, contraction de l'oreillette. — *c*, onde carotidienne, synchrone avec la pulsation de cette artère. — *v*, onde produite par l'arrivée du sang dans l'oreillette pendant la systole ventriculaire. — x^1 x^2, chute de pression dans l'oreillette. — *y*, abaissement de pression par entrée du sang dans le ventricule.

S'observe au niveau du cou sur la veine jugulaire externe, le bulbe jugulaire. C'est sur ce point que doit être appliqué le tambour enregistreur, de préférence du côté droit.

Le tracé veineux présente trois saillies et trois dépressions principales, on peut le représenter schématiquement par la figure ci-dessus, d'après Lewis.

Ces notations sont celles des auteurs anglais admises par beaucoup d'auteurs français.

Le professeur Bard a proposé de les remplacer par les suivantes : P *(a)*, onde présystolique ou auriculaire; S *(c)*, onde protosystolique; D *(v)*, soulèvement télésystolique; *fo* (x^1-x^2), remplissage de l'oreillette; *fv* (y), remplissage du ventricule. Il décrit aussi une onde T (soulèvement télésystolique située entre x^2 et v.

Forme ventriculaire du pouls veineux : il n'y a pas d'onde a, l'oreillette est distendue ou virtuellement paralysée. Il n'y a pas non plus de chute x, mais une grande onde v, synchrone avec la systole ventriculaire et une grande chute y, synchrone avec la diastole ventriculaire.

Presphygmique (Période). — Période pendant laquelle le ventricule commence à se contracter, sans cependant imprimer un mouvement au sang des artères. Dès qu'il y a mouvement du sang, c'est la période sphygmique.

Pression diastolique ou minima. — S'observe lorsque l'ondée systolique s'est écoulée plus ou moins complètement par les capillaires.

Pression du pouls ou différentielle. — Différence entre la pression systolique et la pression diastolique.

Pression systolique ou maxima. — S'observe au moment où la contraction ventriculaire vient d'élever au summum la masse du sang contenue dans les artères.

Protodiastolique. — Phénomène se passant dans la première partie de la diastole.

Protosystolique. — Phénomène se passant dans la première partie de la systole.

Pulsation négative de la pointe du cœur (Marey). — Chez les sujets jeunes, à paroi thoracique mince, la contraction du cœur amenant un vide relatif dans le thorax, ce vide n'est pas comblé par le poumon mais par les parties molles. La pulsation, au lieu de s'inscrire par une saillie, s'inscrirait par une dépression.

Pulsus bisferiens. — Pouls dans lequel de dicrotisme est perçu par le doigt.

Purkinje (Fibres de). — Fibres musculaires à caractères histologiques spéciaux formant un réseau intermédiaire entre les arborisations terminales du faisceau de His et les fibres musculaires du ventricule.

Quadrigéminé (Pouls). — Une systole cardiaque suivie de trois extrasystoles.

Quincke (Pouls veineux de). — Pulsations observées sur les veines dorsales du pied ou de la main dans l'insuffisance aortique, dues à la transmission du pouls artériel aux veines de ces régions par l'intermédiaire des capillaires.

Redoublement. — Répétition d'un bruit ordinaire après le moment de sa production.

Roger (Maladie de). — Communication interventriculaire isolée sans cyanose ni troubles cardiaques.

— (Souffle de). — Souffle systolique intense de la région mésocardiaque avec frémissement superposé.

Rosenbach (Syndrome de). — Variété de tachycardie paroxystique dans laquelle des troubles gastriques s'associent aux désordres cardiaques.

Rougnon-Heberden (Maladie de). — Angine de poitrine.

Roulement. — Bruit anormal à tonalité grave se produisant pendant la diastole. S'entend dans le rétrécissement mitral et dans l'insuffisance aortique (voyez *Flint*).

Rythme de déclenchement. — Raccourcissement du petit silence. Les deux bruits sont distincts, mais très rapprochés.

Rythme dominant. — Le rythme qui gouverne plus ou moins les contractions du ventricule battant irrégulièrement.

Rythme embryocardique (Huchard). — Comme le suivant.

Rythme fœtal (Stokes). — Egalité des deux silences, les deux bruits sont aussi égaux en intensité et en tonalité.

Rythme mitral de Durozier. — Voyez *Durozier*.

Rythme nodal. — Existe quand la contraction de l'oreillette est synchrone avec celle du ventricule.

Rythme ventriculaire ou idioventriculaire. — Rythme des contractions ventriculaires indépendantes des contractions de l'oreillette. Dans le blocage complet du cœur.

Schott (Méthode de). — Mode de traitement consistant à soumettre les cardiaques : 1° au pétrissage des muscles ; 2° aux mouvements passifs ; 3° à la gymnastique de résistance.

Sibson (Encoche de). — Encoche constatée dans les cas d'épanchement péricardique considérable, sur le bord gauche de la matité précardiale. Cette encoche a une convexité interne.

Sinus veineux. — Dans les premières périodes de la vie embryonnaire le corps est représenté par un organe tubulaire dont une extrémité reçoit les veines du corps. Cette cavité porte le nom de sinus veineux. Plus tard, cette cavité se confond avec celle de l'oreillette. On trouve chez l'adulte des vestiges de ce canal primitif dans l'oreillette droite sur une surface limitée *(grosso modo)* par les orifices des deux veines caves, le sinus coronaire et la cloison interauriculaire. En ce point se trouve le nœud sinoauriculaire.

Souffle anémique. — A son maximum dans les IIe et IIIe espaces à gauche du sternum. Peut se propager (rarement) en dehors de la surface précordiale. S'entend pendant toute la durée du petit silence. Les claquements valvulaires s'entendent très bien. Etats anémiques, affections fébriles. Etat nerveux du cœur.

Souffle anorganique. — Souffle entendu à la région précordiale sans lésion du cœur ou du péricarde.

Souffle cardio-pulmonaire (Potain). — Souffle prenant naissance dans le poumon, produit par les mouvements que lui imprime le cœur.

Souffle extracardiaque. — Souffle s'entendant au niveau du cœur, mais n'ayant pas son origine dans cet organe.

Sphygmique (Période). — Période pendant laquelle la systole ventriculaire chasse le sang dans les artères. Sur un tracé sphygmographique, cette période s'étend du pied de la ligne d'ascension à l'encoche dicrotique.

Sphygmobolométrie. — Mesure de l'énergie développée par la pulsation artérielle.

Stokes Adams (Maladie de). — Voyez *Adams Stokes*.

Symphyse cardiaque ou du péricarde. — Adhérence complète ou partielle des deux feuillets du péricarde.

Systole anticipée. — Extrasystole.

Tachycardie. — Accélération du pouls pouvant atteindre 300 pulsations à la minute ; jusqu'à 120-150 pulsations, il y a simplement accélération.

Tachycardie paroxystique. — Tachycardie survenant sous forme de crises à début et à terminaison brusques.

Tawara (Nœud de). — Nœud auriculo-ventriculaire.

Télédiastolique. — Phénomène se passant dans la dernière partie de la diastole.

Télésystolique. — Phénomène se passant dans la dernière partie de la systole.

Thrill. — Frémissement cataire.

Traube (Cœur de). — Hypertrophie concentrique du ventricule gauche d'origine rénale.

— (Double ton de). — Deux bruits entendus dans l'insuffisance aortique en appliquant le stéthoscope sur la fémorale sans exercer de compression. Le ton surajouté serait présystolique.

Trigéminé (Rythme, pouls). — Produits par une systole cardiaque suivie de deux extrasystoles.

Triglochine (Valvule). — Valvule tricuspide.

Troisième bruit du cœur. — Peut se percevoir à l'état normal, au début de la diastole. Il serait dû à la vibration des voiles valvulaires brusquement tendus par la rapide pénétration dans les ventricules du sang accumulé dans les oreillettes.

Undefended Space (espace non protégé). — Partie de la cloison interventriculaire où la séparation entre le cœur droit et le cœur gauche est uniquement formée par une membrane fibreuse recouverte des deux endocardes (10-12 millimètres de large sur 6 à 8 de haut). Forme triangulaire à sommet dirigé en haut. Situé au niveau de l'infundibulum aortique, entre les bords d'insertion de la valvule sigmoïde postérieure et de la valvule sigmoïde droite. Du côté droit, la valvule tricuspide s'insère sur sa partie moyenne. Immédiatement au-dessous passe le faisceau de His.

Valsalva (Sinus de). — Bosselures plus ou moins prononcées situées sur l'artère pulmonaire en face des trois valvules.

Valvule d'Eustache. — Repli valvulaire situé sur une partie du contour de l'embouchure de la veine cave inférieure.

Valvule de Thebesius. — Situé à l'embouchure de la veine coronaire.

Vieussens (Anneau de).— Relief demi-circulaire ouvert en arrière et à droite entourant incomplètement la fosse ovale.

Wenckebach (Faisceau de). — Faisceau de fibres de Purkinje allant du nœud sino-auriculaire au nœud auriculo-ventriculaire.

— (Symptômes de). — Gonflement inspiratoire des jugulaires, absence d'expansion en avant de la partie inférieure du sternum. Se voient dans la symphyse cardiaque.

Lyon. — Imprimerie A. Rey, 4, rue Gentil. — 63972

www.ingramcontent.com/pod-product-compliance
Ingram Content Group UK Ltd.
Pitfield, Milton Keynes, MK11 3LW, UK
UKHW022203190726
13855UKWH00004B/1598

9 782013 54782